AF324525

LETTRE

CONTRE

L'ÉLECTRICITÉ MÉDICALE,

PRECEDE'E

DE DEUX PROSPECTUS,

Dont un *Littéraire*, fous le titre de MICROSCOPE MODERNE, pour dévoiler la Nature, avec l'Approbation raifonnée de *M. l'Abbé De la Chapelle.*

L'autre eft le Détail des SPECTACLES *qu'on voit à l'Hôtel Carignan, rue Bailleul, de l'Ecole qu'on y tient, & des Semaines phyfiques qui s'y donneront inceffemment*

Le prix eft de 6 fols.

A PARIS;

Chez {

L'AUTEUR, rue Bailleul, près la rue des Poulies, au grand Druide Automate.

ET

CAILLEAU, Imprimeur-Libraire, Gendre & Succeffeur de M. VALLEYRE Pere, rue faint Severin, vis-à-vis de l'Eglife.

M. D. CC. LXXII.

AVEC PERMISSION.

PROSPECTUS

SUR UN OUVRAGE LITTERAIRE,

QUI formera deux gros Volumes in-8°. sous le titre de *Microscope moderne, pour dévoiler la Nature*. On y verra le Méchanisme journalier de l'Univers sous des formes & des couleurs bien opposées aux idées adoptées.

CEt Ouvrage de M. CH. RABIQUEAU , Avocat en Parlement, Ingénieur-Opticien du Roi , Maître & Démonſtrateur de Phyſique & de Méchanique, enrichi d'un grand nombre d'Expériences, de Figures & Cartes , devenant très-couteux ; on a cru devoir l'annoncer par ſouſcription, afin d'en faire tirer à raiſon des Souſcripteurs. On leur donnera à 9 livres le Volume broché, au lieu de 12 livres qu'il en coûtera à ceux qui n'auront pas ſouſcrit.

Cette Souſcription n'eſt qu'un engagement de retirer chaque Volume lorſqu'on l'annoncera ; & outre l'avantage du prix , les épreuves ſeront choiſies.

Chaque Volume ſéparé aura un terme fini ; le premier contiendra le Méchaniſme terreſtre, le ſecond le céleſte.

Chaque Volume a ſix Chapitres. Le premier Chapitre du Tome I. expliquera le dévelopement de l'exiſtence des êtres dans leur individu , comment ils ont pris forme dans la diviſion du cahos : on différenciera le feu élémentaire du feu divin élémentaire, le feu matériel, tel céleſte ou ſpiritualiſé qu'il ſoit, ne pouvant réguliérement mériter ce nom , dès qu'il n'eſt pas principe, & qu'il eſt mêlangé. La fluidité & l'élaſticité ne ſont point en lui .

comme on l'a cru , & le feu divin élémentaire fera au contraire l'efpéce de vuide qui facilite l'action & tout le méchanifme de l'Univers.

Dans le fecond on démontrera la certitude du Planifphere terreftre , fondé fur notre puiffance vifuelle , dont on nous a privés en Phyfique : nous la reprenons, & nous voyons que c'eft l'orbe de cette puiffance vifuelle qui a donné lieu à l'erreur de la rotondité , ayant cru voir lever & coucher le foleil fous la marche ou defcription d'un demi-cercle. C'eft de - là qu'on a formé les deux fyftêmes que le foleil tourne autour de la terre , ou la terre autour du foleil. Cette erreur dans le fait fe trouvant conftatée, on voit que le foleil parcourt la furface de la terre dans une ligne fpirale. Sa lumiére limitée , en s'éloignant , nous réduit au repos ; & lorfqu'elle revient , fon action vivifie continuellement la Nature.

Dans le troifiéme , on graduera le feu folaire en tant que jour & lumiére.

Dans le quatriéme, on y verra la production des végétaux.

Dans le cinquiéme , la naiffance des animaux céleftes & terreftres.

Le fixiéme & dernier Chapitre fera fur la génération humaine, fa foibleffe & fon dépériffement , avec une Differtation fur les Préjugés.

Le fecond Volume , dans le premier Chapitre, établira plus au long & par détail la marche folaire fur l'onde , fon engrenage régulier, fon affenfion & fa deffenfion ; comment fon approche & fon éloignement produifent toutes chofes, ce qui n'a été que fommairement rendu dans le premier Volume.

Dans le fecond , on détaillera la grandeur des jours & des nuits , l'accord des méridiens des Pays oppofés , & l'ordre à raifon des faifons.

Dans le troifiéme, on y démontrera que le flux & le reflux de la mer eft à raifon de cette marche folaire.

Dans le quatriéme , on dévelopera que la direction magnétique eft à raifon de la marche folaire d'Orient en Occident.

Dans le cinquiéme, on établira que ce font les reflets folaires, qui forment notre lune dans les corps aquatiques céleftes, réfractés & réflechis à raifon de l'orbe de notre vifion, lefquelles réfléxions, réfractions font la multiplication de toutes nos étoiles, que l'on figurera fenfiblement par des expériences d'optique très-fatisfaifantes.

Dans le fixiéme & dernier, on y verra l'ordre des éclipfes. Comme tout l'Ouvrage eft formé fur un méchanifme fenfible, l'Aftronomie n'y entrera, quant à préfent, pour rien : on n'en admire pas moins l'illuftre fcience des calculs, où on renvoie les curieux de ce genre.

Il paroîtra étonnant que l'Auteur ait affez de fermeté pour ofer ainfi bouleverfer l'ordre reçu. Comme il a des partifans de mérite qui doivent faire face, & pour avant-garde l'Approbation de *M. l'Abbé De la Chapelle*, Cenfeur Royal, qu'on connoît univerfellement pour un génie fupérieur ; il marche à pas fûr, & eftime que fon Approbation raifonnée doit enhardir, & donner de la curiofité à tous ceux qui defirent connoître le terrein qu'ils habitent, comment ils y font, & leur puiffance finale.

Approbation de M. De la Chapelle.

» J'ai lû, par ordre de Monfeigneur le Chancelier, un
» manufcrit intitulé, le *Microfcope moderne pour dé-*
» *voiler la Nature*, Nº 1704, par *M. Ch. Rabiqueau*,
» Avocat en Parlement, Ingénieur-Opticien du Roi,
» Maître & Démonftrateur de Phyfique & de Méchanique.

» Les Hommes qui tiennent à de vieilles habitudes,
» à des maniéres de voir en quelque fortes héréditaires
» reçues du confentement univerfel de toutes les géné-
» rations, & ayant comme force de loi par tous les
» fiécles où l'Optique a pris fa naiffance & fes accroif-
» femens, les hommes fur-tout *à Démonftrations géo-*
» *métriques*, pouroient bien fe prendre d'humeur à la
» premiére vuë des affertions contenues dans cet Ou-
» vrage, & fe difpofer brufquement à l'attaque de l'Au-
» teur, en lui reprochant d'avoir couvert de nuages
» très-épais la Nature qu'il vouloit dévoiler. «

» Mais je crois devoir les avertir de réprimer leur pre-
» mier mouvement : dans l'obscurité qu'ils supposent, il est
» de la prudence, avant de s'abandonner sur leur adver-
» saire, de bien tâter ses armes. Sa métaphysique & la
» forme sous laquelle elle se présente, seront très-vrai-
» semblablement contre eux une espéce d'égide ou comme
» une première ligne qu'il leur sera impossible de rompre :
» par ce moyen ils feroient sagement leur retraite, & lui
» céderoient volontiers le champ de bataille avant de li-
» vrer aucun combat.

» Cependant afin qu'ils sçachent plus particuliérement
» à quel homme ils ont affaire , il est à propos de leur
» donner une petite esquisse du fond de son travail.

» Sur la maniére de voir par les yeux , tous les siécles
» avoient pensé , on avoit constamment affirmé sans au-
» cune contradiction, que les rayons de lumiére réfléchis
» par les objets étoient renvoyés dans les yeux, où après
» avoir traversé diverses membranes & différentes hu-
» meurs, suivant les loix de la réfraction , ils imprimoient
» un mouvement à l'expansion des nerfs optiques qui ta-
» pissent tout le fond de ces organes, qu'on sçait, à n'en
» pouvoir douter, être ceux de la vision.

» Moyennant ce méchanisme, les objets venoient en
» quelque sorte trouver les yeux. M. Rabiqueau renverse
» cette action ; selon lui, c'est la faculté de voir qui va
» trouver l'objet.

» Il a bien pensé qu'une nouveauté de cette espéce
» alloit lui faire mettre sur les bras une légion d'objec-
» tions; mais il les repousse par une foule d'expériences
» avec lesquelles il prétend être absolument invulnérable.

» Si l'on avoit jetté tout-à-coup les Lecteurs dans la
» singularité de ces assertions, cela eût pu les effaroucher,
» & leur donner la crainte de faire quelques pas en
» avant. L'Auteur a eu soin d'y pourvoir, il débute par
» une idée qui prépare merveilleusement à tout ce qu'il
» y a de plus étrange.

» Après la création des élémens , il a fallu qu'ils
» vinssent à se combiner suivant certaines loix, pour en

» faire des êtres composés ; rien n'eût été constant sans des
» formes & des assiettes bien solides. Ainsi la terre en pre-
» nant place dans un coin de l'immensité divine , ou
» plutôt dans une partie de l'espace, a reçu à la vérité
» une forme ronde ou approchant de la ronde comme
» on le voit ; mais selon l'Auteur qui la veut absolument
» immobile , elle est venu se reposer sur une base très-
» plate. Effectivement ne voyons-nous pas à tous momens
» que les corps ronds en tous sens n'ont ni assiette ni sta-
» bilité. La terre est donc, selon lui, un corps *plano-*
» *spheroïde* , & non pas une simple sphéroïde, comme on
» l'a crû jusqu'à présent ; car encore une fois, qui auroit
» osé fixer sa demeure sur un corps exposé au premier
» choc , à rouler perpétuellement , comme il arrive aux
» corps ronds ; au lieu que les corps à base platte, em-
» brassant dans un grand nombre de leurs parties les
» corps environnans , il en résulte une liaison ou une
» adhérence qui en fait toute la solidité.

» L'Auteur craignant toujours la réclamation des vieilles
» opinions, dresse une batterie contre les préjugés pour
» les faire taire.

» Dès qu'il s'en croit victorieux, il se tourne du côté
» de la morale, qui doit être effectivement le but de
» tout honnête citoyen qui travaille pour le bonheur de
» ses semblables.

» Ainsi l'Ouvrage de M. Rabiqueau annonce une Mé-
» taphysique corrigée , des préjugés vaincus , & des
» mœurs plus épurées qui mettent le comble à son travail.
» *Signé* , l'Abbé DE LA CHAPELLE , le 7 Septembre 1771.

L'arriére-garde de cet Ouvrage sera un Planisphére en
relief, qu'on espére donner au Public sous l'étenduë de
seize pieds , en quatre quarrés de quatre pieds , formant
chaque partie du monde : ouvrage qui , en parlant aux yeux
& figurant les effets méchaniques , doit contenter l'esprit
& rallier les fuyards de nos adversaires.

On sera libre de souscrire jusqu'à la fin du mois d'Oc.

tobre prochain ; paffé lequel temps les foufcriptions feront fermées. *en fin de 8bre 1773*

*Le Bureau eft au Cabinet privilégié du Roi
de M. RABIQUEAU, rue Bailleul, Hôtel de
Carignan, entre la rue de l'Arbre-fec & la rue des
Poulies près le Louvre, à l'Enfeigne du grand
Druide Automate.*

On peut foufcrire par Lettres en affranchiffant le port
pour Paris comme pour la Province. Les Lettres indi-
queront à qui délivrer à Paris, pour pouvoir faire re-
mettre chaque volume d'abord qu'ils paroîtront.

*N*ᵃ*. Plufieurs perfonnes fe font déja fait infcrire pour ce Livre,
& ont mieux aimé donner ; livres pour arrhes, avec une adreffe,
que de figner un engagement. On eft libre de prendre ce parti.

*Cet Ouvrage fera en beau papier & beau caractére,
enrichi de Gravures. On ne négligera rien pour fa per-
fection.*

Lû & approuvé ce 17 *Juin* 1772. MARIN.

PROSPECTUS

DU CABINET DE M. RABIQUEAU.

Spectacle méchanique, *in supremis*, rue Bailleul, à l'Hôtel Carignan, (où les Voitures Bourgeoises peuvent entrer.) L'Enseigne est au grand Druide Automate.

On commence à six heures tous les jours, excepté les Mardis & les Vendredis. Lorsqu'ils sont Fêtes, on représente, ainsi que les Fêtes solemnelles.

LA Fée Agénorie débute les Dimanches & les Jeudis. La scène est sur l'arbre du village de Dompré en Lorraine, où les Fées s'assemblent dans un nuage. Là elle touche sur l'orgue l'air demandé : trois Dés jettés d'avance dans une trémie, où un Druide préside, rapportent le numéro de l'air choisi.

La même Fée, par une Pyrotechnie hiéroglifique, par l'art des Talismans, & par une poudre de projection chymique, fait trouver (dans un coffre-fort de fer treillagé, fermé à clef, & de plus scellé avant qu'on ait pensé à faire aucune demande,) la réponse à la demande, elle se trouve même imprimée & enfermée dans une petite carnaciére qu'on avoit laissée ouverte dans l'intérieur dudit coffre, sans y avoir vu aucune chose.

Les Lundis on verra la Perdrix rouge ingénieuse, l'Optique en illuminations dans un dégré de supériorité, & le Limonadier ambulant dont Mercure est l'interpréte, Piéce nouvelle.

Les Mercredis, les six Salles exagones, le Vaisseau, le Tantale, Piéce nouvelle, le Tableau magique. La Fée

fera revivre un oifeau de fa cendre » * à l'imitation du
» Chermeti, Médecin. Cap. 23 de M. Duchêne de la
» Violette, qui dit avoir vû un très-habile Médecin
» Polonois de Cracovie, qui confervoit dans des phioles
» la cendre de prefque toutes les plantes ; & celle dont
» il vouloit avoir la fleur, il la faifoit chauffer fur une
» chandelle ; ces parties s'affembloient en petite nuée
» obfcure, & en fe divifant repréfentoient l'objet.

Les Samedis, les Piéces catoptriques à balles, de quatre
formes différentes, avec le Jeu de l'Horofcope planétaire,
** la Cruche de Cana ou la Roche enchantée.

On donnera, outre les objets indiqués, quelques expériences d'Electricité pour ceux qui ne la connoiffent point.

Les premiéres Places 3 liv. les fecondes 1 liv. 4 fols.

Ceux qui fe feront infcrire pour 12 livres, auront
leur entrée toute l'année.

On repréfente en tout temps pour les Compagnies
qui font prévenir ; on leur donne pendant une grande
heure les objets qu'ils defirent.

Hors les heures des Spectacles, les foirs, ceux & celles
qui viendront feulement pour leur horofcope planétaire,
ne payeront que 12 fols ; & feront au moins cinq
perfonnes.

Outre le Spectacle, le Cabinet a d'autres objets ; c'eft
une École de Récréations phyfiques, méchaniques &

---

* Cette Palingénéfie fe fera dans un poële infernal, fans que l'a-
nimal paroiffe dans la fumée, mais bien dans fa cage ; cette Piéce
nouvelle eft bien fatisfaifante, on la donnera auffi les Dimanches
& les Jeudis.

** Ceux qui veulent voir leur horofcope par eux-mêmes, ou fe
récréer à la campagne, on leur donnera pour 1 livre 4 fols, une
Carte de jeu d'horofcope avec un Toton ; ou pour 3 livres une Boëte
où l'on tire fa bonne fortune.

mathématiques, où on dévoile les secrets de la Nature les subtilités & les prestiges miraculeux des Foires & des Boulevards.

Si le Public a fait accueil au Livre de Récréations physiques & méchaniques, publié récemment par souscription, c'est que chacun a cru qu'il alloit être instruit : on ne s'attendoit pas à y trouver des lazis & des répétitions d'agens cachés qui ont occasionné une Lettre de regrets assez curieuse, elle est d'une jeune Provinciale : elle se trouve chez Jombert, fils aîné, rue Dauphine, qui en a laissé au Cabinet, où on la trouve également.

L'École qu'on annonce, donnera la pratique, qu'on ne peut acquérir par ce Livre, plein de répétitions ennuyantes, faites pour voluminer. Comme on n'a en vue dans cette Ecole que de former le génie & le garantir des préjugés & des subtilités des Farceurs, on l'appelle *ingenii largitor,* qui amene par principe à connoître le possible. Cette étude devroit être la seconde de l'éducation pour délier l'esprit , & on ne verroit pas des philosophes, & des maîtres mêmes, bâiller pour des riens , & être grossiérement badinés par des Charlatans effrontés, épaulés d'agens déguisés, qui forcent ainsi le Public à l'admiration.

Les Leçons font de 3 livres.

Le troisième objet du Cabinet est d'y donner des Semaines physiques expérimentales.

Ce sommaire physique en six jours sera assez instructif pour former l'esprit, & donner une notion suffisante de ce qu'on doit sçavoir dans cette partie.

Les Lundis & Mardis , on y traitera succintement de l'Electricité, en démontrant sa cause méchanique , avec un choix d'expériences qu'on ne trouve point ailleurs. On donnera une notion du Feu, de la Lumiére, des Fermentations par plusieurs expériences choisies.

Les Mercredis & Jeudis , l'Air & ses dégrés rempliront les féances par les expériences de la Machine pneumatique, les Fontaines de compreffion , raréfaction, paffe-vins, fiphons, &c.

Les Vendredis & Samedïs , on verra l'effet des différens genres de leviers, des poulies, des vis, du coin , &c. d'où fe forment les mouvemens compofés ; de là on paffera à l'optique, la dioptrique & catoptrique ; enfin le magnétifme avec des expériences auffi curieufes que fatisfaifantes.

On foufcrit pour les Cours hebdomadaires moyennant 24 livres ; on fera ces Cours le matin ou le foir, aux choix des Compagnies qui s'affembleront pour être feules.

On trouve au Cabinet des Lampes optiques d'une lumiére égale, fans fatiguer la vuë.

Lû & approuvé le 17 Juin 1772. MARIN

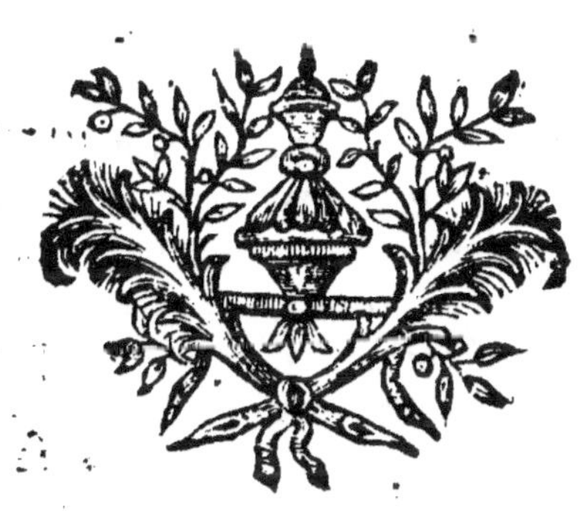

COMME l'Electricité fait partie des Semaines physiques & du Cabinet de M. RABIQUEAU, il se trouve obligé de faire part à ses Lecteurs & au Public, d'une Lettre sur l'Electricité médicale, telle qu'il vient de l'envoyer à un de ses amis.

MOnsieur & ami, vous voulez que je vous dise mon sentiment sur l'Electricité médicale : je le ferai en peu de mots.

La Brochure qui vient de paroître avec une gravure que l'Auteur a imaginée pour enthousiasmer le Public, annonçant affirmativement la guérison de la paralysie par l'Electricité, * m'a attiré bien des affligés desquels j'ai refusé l'argent, ne voulant ni les amuser, ni perdre mon temps à les électriser ; je ne les ai cependant pas laissés sans secours, je leur ai au contraire enseigné un reméde moins couteux, plus prompt & plus efficace.

En effet, ou la paralysie est susceptible de guérison par l'émotion, la crainte, le tourment, qui peuvent dégager les engorgemens ou petites atmosphéres qui arrêtent le jeu des fibres & des nerfs, ainsi que la circulation nécessaire à nos mouvemens : ou la paralysie est sur des parties dépéries & totalement privées d'action : ou l'air raréfié, nommément dit l'esprit d'air, ne peut s'allier.

Dans le premier cas, je les ai assurés que toutes les fois qu'on tourmentera un paralytique, &c. qu'on le forcera malgré lui à agir, qu'on le proménera, qu'on le soutiendra, qu'on le fera trotter, qu'on le violentera avec peur ou menace, qu'on le mettra en colére, &c. qu'il

---

* Cette Brochure se débite chez CAILLEAU, Imprimeur-Libraire, rue saint Severin, vis-à-vis de l'Eglise.

féra guéri plus promptement que par l'Electricité. *Elle n'a part au succès que comme la cause de la crainte: souvent le laps du temps a été le seul reméde.*

L'Electricité ne pouvant rien opérer vis-à-vis de ceux qui la reçoivent de sang froid, voyez mon Spectacle du feu ou Cours d'Electricité, pag. 123. Fig. 45. planche cinq, qu'on trouve chez l'Auteur, Hôtel Carignan, rue Bailleul : enfin l'Electricité ne peut être d'aucune utilité aux malades, n'accélérant le mouvement du pouls que de ceux qui ont l'imagination frapée.

Dans le second cas où la Nature a fermé la voie de l'action, je doute qu'on parvienne à un succès : cependant les Philosophes qui doivent avoir de l'acquit, ne doivent s'étonner de rien dans la nature, après les effets bizarres & singuliers qu'on en connoît. N'a-t-on pas vû une voie fermée à l'action par une maladie, être ensuite rouverte par une autre, dit le P. Renault, au t. 2. de ses Entretiens physiques, entretien 17eme où il cite : « qu'une » Dame ayant perdu la voix dans une affliction, la re- » couvra onze ans après dans une maladie, par des vo- » missemens qui lui firent faire des efforts extraordinaires.

» Il rapporte que le fils de Crésus ayant perdu la pa- » role, la recouvra tout-à-coup, voyant qu'on alloit » tuer son pere, & qu'il s'écria : Gardez-vous de tou- » cher à la personne du Roi.

» Il dit qu'un incendie & la frayeur du tonnerre a gué- » ri plusieurs paralytiques, &c. Il annonce encore qu'un » homme muet depuis quatre ans, rencontrant une vieille » femme qu'il haïssoit extrêmement, fit un tel effort, » qu'il lui dit des injures, » &c. Or il est clairement démontré que la colére, la frayeur, enfin les mouvemens extraordinaires peuvent dissoudre tout-à-coup les coagulations & dissiper les obstructions.

Il m'a été assuré qu'en la Gazette, il y a au moins un au & demi, il a été fait mention d'un Médecin Allemand qui guérissoit les paralytiques, &c. en les touchant d'une baguette ; le fait supposé vrai, tel qu'aujourd'hui,

Parangue qui voit couler l'eau dans la terre fans laps de temps, on peut dans ces cas à jufte titre attribuer tel effet au pouvoir particulier de l'un & de l'autre. Dans le dernier, la force de fa vifion par le nerf optique eft à un dégré électrique qui la tranfmet ainfi à travers les pores de la terre, &c. Je rendrai cette raifon phyfiques plus au long dans mon *Traité du Microfcope moderne*, au chap. de la vifion. Le premier ne tombe pas fous les fens en raifon méchanique ; auffi voudrois-je le voir pour le croire.

Ainfi, mon cher ami, avec les connoiffances fi journaliéres & répétées dans plufieurs Auteurs, il eft étonnant qu'on ait attribué fi légérement du pouvoir à l'Electricité. Quand vous connoîtrez fon principe & la caufe qui occafionne ces différents effets, vous n'héfiterez plus à rejetter fort loin l'Electricité médicale. En attendant votre retour, je fuis, &c.

Lû & approuvé ce 17 *Mai* 1772. MARIN.

Vû l'Approbation, permis d'imprimer ce 17 *Juin* 1772.
DE SARTINE.

De l'Imprimerie d'ANDRÉ-CHARLES CAILLEAU, Gendre & Succeffeur de M. VALLEYRE pere, rue faint Severin, vis-à-vis de l'Eglife, ancienne Maifon de M. VINCENT, à l'Ange & à faint André.

Plaidoyer de Mr. L'avocat général
du Sénat Littéraire. sur le ... la ...
Et ... Paris, ...